DE LA POSSIBILITÉ

DE GUÉRIR SOUVENT

L'ÉPILEPSIE.

DE LA POSSIBILITÉ

DE GUÉRIR SOUVENT

L'ÉPILEPSIE,

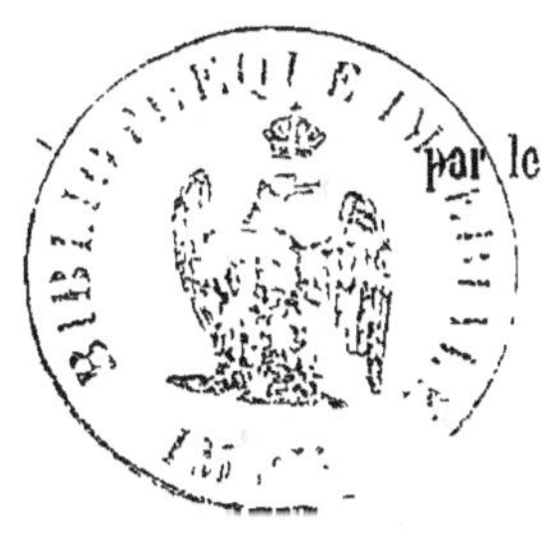

par le Docteur PLOUVIEZ, de Lille.

ARRAS,

Typographie d'ALPHONSE BRISSY, rue Saint-Jean-en-Ronville.

DE LA POSSIBILITÉ DE GUÉRIR SOUVENT

L'ÉPILEPSIE,

PAR LE DOCTEUR PLOUVIEZ, DE LILLE.

—

Messieurs,

Je vous demande la permission d'appeler votre attention sur une question qui n'a point été portée au nombre de celles dont la solution est proposée par la troisième section du Congrès. Rassurez-vous cependant, Messieurs, je n'abuserai pas de votre temps si précieux; je serai laconique, malgré la gravité et l'importance du sujet. Généralement, vous le savez, les médecins ne s'occupent guère de traiter le mal caduc, le considérant comme incurable. Il y a même chez eux une prévention si grande à l'endroit de la possibilité de faire de pareilles cures, qu'ils dédaignent, la plupart du temps, de lire tout ce qui paraît sur la matière. Et cependant, si au lieu de ce scepticisme *à priori*, ils s'en occupaient sérieusement, nous sommes convaincu que bientôt ils changeraient d'avis; ils verraient, au contraire, qu'avec de la patience, de l'exactitude et une thérapeutique sage, quoiqu'empirique, on peut obtenir souvent de très-beaux résultats.

Certes, mon intention n'est pas de passer en revue tous les agents qui ont été conseillés contre cette maladie, mais je veux seulement vous dire quelques mots de trois modes de traitement qui ont incontestablement donné un certain nombre de guérisons. Ainsi, il ne s'agit pas de remèdes secrets, de substances médicamenteuses difficiles à trouver, à appliquer ; non, Messieurs, ce sont tout simplement des agens à la portée de tous les hommes éclairés, qui comprennent l'art difficile de la thérapeutique, dignes enfin du titre de médecins praticiens. Une grande patience et une grande persévérance sont encore indispensables. Ce sont même les principales qualités dont doit toujours être doué celui qui entreprend ce genre de cure.

M. Herpin, vous le savez, a fait un beau travail sur cette maladie, travail qui a été récompensé par l'Académie des sciences. Les résultats auxquels il est arrivé, sont on ne peut plus encourageants ; il a guéri 26 épileptiques sur 48. Ses remèdes de fond sont l'oxyde de zinc administré à doses progressives et longtemps continuées, et le sulfate de cuivre ammoniacal.

M. Puel, avec un traitement plus varié, l'ammoniaque liquide, le sulfate de cuivre ammoniacal, le phosphore, la valériane, l'oxyde de zinc, en a guéri 7 sur 35, sans compter un grand nombre d'améliorations. Si ces savants confrères ne sont pas les premiers à conseiller les remèdes dont je viens de faire l'énumération, au moins ont-ils le mérite d'avoir su les employer mieux qu'on ne l'avait fait avant eux. Il est positif qu'un choix convenable parmi les médicaments qui agissent sur le système nerveux cérébro-spinal, et qu'une bonne méthode pour les appliquer, est la base du traitement avec lequel on parviendra souvent à guérir l'épilepsie dont la nature nous est néanmoins inconnue. Quelle peut être cette perversion inappréciable à nos moyens d'investigation, et si profonde pour donner lieu à des convulsions hebdomadaires avec perte de connaissance? C'est une aberration du mode de sensibilité des centres nerveux sans altération de texture organique visible, en général, qui, sans la reproduction de la première cause, donne lieu à des secousses intermittentes, convulsives : en d'autres termes, c'est une habitude vicieuse , maladive que prend l'organe cérébral. Bien que par cette explication, nous ne fassions pas mieux connaître sa condition organique, que nous ne fassions qu'exprimer notre pensée, cela a suffi pour amener chez nous ce consolant espoir qu'on peut la guérir, comme on guérit les affections nerveuses sur lesquelles nous n'en savons pas davantage.

M. Ferrus lui même n'a-t-il pas parfaitement saisi cette tendance au renouvellement des accès, en disant qu'il suffisait qu'un phénomène se fût plusieurs fois reproduit dans l'économie pour qu'il se montrât ensuite de lui-même sans excitation nouvelle, et que sans nul doute l'épilepsie se trouvait souvent dans ce cas? N'est-ce pas implicitement donner à penser que, quand on voudra changer ces malheureuses dispositions, on le pourra avec de bons soins et de la docilité de la part du malade? Hormis celle compliquée d'aliénation mentale qui est incurable, on doit tenter de guérir toutes les épilepsies, et ne les abandonner qu'après avoir épuisé toutes les ressources thérapeutiques, pendant au moins cinq à six mois. Quand la cause en est connue, qu'elle provient d'émotions morales vives, de frayeur, on doit redoubler d'efforts, car elle est plus facilement curable, la plupart du temps.

Lorsqu'on commence un traitement, il est bon de visiter son malade tous les jours pour surveiller avec la plus grande attention les effets des remèdes. Plus tard, quand on se sera familiarisé avec son état, on pourra sans inconvénient, éloigner les visites, ne les faire que tous les quatre ou cinq jours. S'il survient une rechute, on ne doit pas se décourager, surtout si on a été assez heureux pour prévenir plusieurs accès, et si la maladie n'est pas trop ancienne.

En somme, nous adoptons, sans restriction aucune, l'une des conclusions de M. Herpin : « Que la médecine peut inter-» venir utilement chez les trois quarts des malades, qu'elle » peut en guérir plus de la moitié, et procurer une améliora-» tion, plus ou moins durable, dans un cinquième des cas; » enfin, que le nombre des épilepsies rebelles aux traitements » dirigés avec persévérance, est d'un quart seulement. » Au reste, c'est une opinion que nous avions déjà formulée en 1847, dans un mémoire sur la thérapeutique de cette maladie. Le mode de traitement dont nous nous sommes servi et auquel, nous l'avouons, nous ne tenons qu'autant qu'il gué-rit, ne nous faisant pas faute à l'occasion d'avoir recours aux agens conseillés par d'autres confrères, sont : 1° Quelques substances qui portent plus ou moins directement leur action sur le système nerveux; 2° des moyens révulsifs. Il en est d'autres qui, sans avoir un effet direct, peuvent être consi-dérés comme des auxiliaires. En combinant la belladone, l'indigo, la digitale ou la valériane, ma pensée a été que l'in-dication serait mieux remplie qu'en les employant isolément.

Au reste, l'emploi de la belladone n'est pas nouveau. Munch fils, Greding, Allamand, et surtout M. Debreyne, ont cité de nombreuses preuves de son efficacité. On connaît l'in-fluence de la digitale sur le système circulatoire et le système nerveux; ce qui m'a fait espérer qu'elle tiendrait avantageu-sement sa place à côté des autres remèdes. Parfois, je la remplace par la valériane. Quant à l'indigo déjà vanté par Ideler comme antispasmodique, il a en outre la propriété de favoriser les évacuations alvines, ce qui est souvent avantageux en pareille circonstance. D'après nos vues thérapeutiques, la manière de les administrer est de la plus haute importance. Ainsi, il faut qu'ils aient une action sensible sur l'organisme; qu'ils modifient visiblement le mode de sensibilité du malade; par exemple, qu'il y ait un peu d'ivresse, de dilatation des pupilles, quelques légers vertiges, etc. On arrivera insensiblement à l'effet désiré au moyen de doses graduées et très-fractionnées, tantôt suspendant, tantôt reprenant les agens.

Voici la formule que j'emploie le plus habituellement :

Extrait aqueux de belladone . . . . . . 2 grammes.
Digitale en poudre 3   id.
Indigo en poudre. . . . . 10 grammes.
Mucilage . . . . . . : . . . . . Q. S.
F. S. A. 50 pilules égales.

Autant que possible, environ 7 à 8 jours avant une attaque présumée, on doit en administrer une avant le déjeuner ; je n'en donne une seconde que lorsque les effets commencent à diminuer, ou peu d'heures après, s'ils ne se produisent que très-faiblement. On peut aller souvent à trois la première journée. Le lendemain et les jours suivants, même dose ou augmentation quand l'influence de l'habitude se fait sentir. C'est ainsi qu'on arrive insensiblement à 6, 8, 9 et plus. A l'approche des attaques, on doit surtout mettre son malade sous l'influence visible de la médication ; si les accès cessent, on n'en continue pas moins les soins : ce n'est qu'après 6, 8 mois à partir de la dernière attaque qu'on suspend par-ci, par-là, les agens thérapeutiques jusqu'à ce qu'on ait atteint le onzième ou douzième mois pour abandonner alors le malade à lui-même ;

2° Moyens révulsifs ou perturbateurs généraux : ventouses Junod et bains froids.

Afin d'être utiles, tous doivent être employés dans une juste mesure pour éviter les attaques au lieu de les provoquer. Cinq à six jours avant un accès présumé, on met son malade pendant une à trois minutes selon sa susceptibilité dans un bain à une température de 16 à 18 degrès. En sortant, on l'enveloppe dans deux couvertures bien chauffées et on y ajoute un ou deux cruchons d'eau bouillante aux pieds. L'heure la plus convenable est entre 8 et 10 heures du soir, trois ou quatre heures après le repas. Quelques minutes après, la réaction survient, accompagnée de sueurs abondantes. Si le patient n'en est pas trop incommodé, il y reste jusqu'au lendemain ; dans le cas contraire, il se retire des couvertures après 4 à 5 heures, pour passer le reste de la nuit dans les draps.

Quand il supporte plus facilement le bain, on peut en diminuer la température, à 14°, à 12°, à 10°. Il faut toujours éviter de produire une secousse forte et subite. On les cesse deux ou trois jours après les époques passées, pour les reprendre lorsqu'on en approche de nouveau. Si on a affaire à un épileptique aux accès irréguliers, ou s'ils sont suspendus depuis quelques mois, on fait prendre les bains six à huit jours, de temps à autre. Lorsqu'ils sont trop difficilement supportés ou qu'on ne peut pas les administrer, nous nous servons de la botte Junod, que nous utilisons de la manière suivante : on fait le vide avec modération pour ne point arriver tout-à-coup jusqu'à la très-vive douleur. Le malade lui-même nous avertit du moment où la tension va devenir insupportable : après quelques minutes, le vide diminue, la tension aussi ; alors on donne de nouveau deux ou trois coups de piston afin de maintenir un afflux constant d'humeurs dans la jambe et la cuisse, et ainsi de suite pendant trente à trente-cinq minutes avant de retirer l'appareil. Le membre se gonfle, se couvre parfois d'ecchymoses. Le lendemain, on fait la même application à l'autre membre ; le surlendemain, on en revient au premier et cela pendant cinq à six jours, en suivant la même marche que pour les pilules et les bains. Rarement nous employons isolément un de ces moyens pendant tout le cours du traitement ; presque toujours nous les associons deux à deux.

Il y a de ces agens dont on n'use pas toujours, mais qui peuvent parfois avoir leur utilité et que nous considérons comme des auxiliaires : la saignée, les sangsues, le séton, le vésicatoire, etc. On n'est pas toujours obligé d'en user pour conduire une cure à bonne fin. Seuls, ils ne guériraient pas ; associés au traitement principal, ils sont quelquefois précieux. Des sangsues au fondement, chez des épileptiques pléthoriques, peuvent éloigner les accès ou en diminuer la violence.

L'ammoniaque inspiré par ceux qui sont avertis de l'approche d'un accès, vient aussi en aide. Le régime doit toujours être très-doux.

A l'appui des réflexions qui précèdent voici un résumé des onze observations dont je vais vous donner à part l'histoire complète.

1re. 22 ans. Frayeur, date du commencement de notre traitement (v. plus bas), trois ans après le début de la maladie, guérison.

2e. 35 ans. Violente émotion, date 7 ans, notre traitement employé, guérison.

3e. 23 ans. Frayeur, date 5 ans, même traitement, guérison.

4e. 27 ans. Cause héréditaire, frayeur, même traitement, guérison.

5e. 23 ans. Date 5 ans, frayeur, amélioration.

6e. 27 ans. Cause inconnue, date ancienne, amélioration.

7e. 28 ans. Date 11 ans, cause inconnue, notre traitement employé sans succès, courses avant les accès, grand exercice tous les jours, cinq à six heures, guérison depuis trois ans environ.

8e. 35 ans. Violente douleur, traitement incomplet par nous, pommade stibiée en frictions, guérison.

9e. 20 ans. Cause inconnue, épilepsie ancienne, notre traitement, insuccès.

10e. 26 ans. Cause inconnue, date 3 ans, insuccès.

11ᵉ. 18 ans. Cause inconnue, date 2 ans, notre traitement, sans succès ; celui de M. Herpin, sans succès.

Obs. i. Mlle... âgée de 22 ans, forte, d'un tempérament sanguin, fut vivement effrayée en 1834, tandis qu'elle avait ses règles. A la suite de cette frayeur, elle eut des attaques convulsives, avec perte de connaissance, d'abord assez rares : cinq accès dans la première année ; puis elles finirent par se rapprocher, par venir irrégulièrement deux ou trois fois par mois, en 1837, époque à laquelle je fus consulté. Les accès duraient entre quatre à cinq minutes avec convulsions, yeux fixes, insensibilité, écume à la bouche. Pendant la première année, les règles ne parurent point : ce n'est qu'au commencement de la seconde qu'elles revinrent avec régularité, sans exercer aucune influence sur la marche des attaques.

Le traitement a consisté dans l'emploi des pilules *ut suprà*, à doses croissantes, jusqu'à production d'effets sensibles. La botte Junod y a été ajoutée, en la plaçant un jour à une jambe, et le lendemain à l'autre ; elle eut un dernier accès vers la fin du troisième mois du traitement. Les mêmes soins furent continués près d'une année, en suspendant les moyens quelques jours de temps en temps. D'abord la botte fut supprimée, puis les pilules. Mariée cinq à six mois après, elle eut plusieurs enfants, sans que sa santé en souffrît. Aujourd'hui, en 1853, elle continue à jouir d'une bonne santé. Elle m'a assuré qu'elle ne connaissait pas d'épileptique dans sa famille.

Obs. ii. M. B...., d'un tempérament nervoso-bilieux, d'une constitution fort délicate, âgé de 42 ans, fut violemment expulsé d'une réunion de marchands forains, par un commissaire de police ; c'était en 1835. Rentré chez lui de quelques instants, il eut une attaque de nerfs avec perte de connaissances ; le lendemain, il ne lui restait que quelques courbatures. Trois mois après, autre attaque, le soir en se couchant, de trois à quatre minutes de convulsions, suivies d'un assoupissement de quinze à vingt minutes. Le médecin qui fut appelé, ne fit rien, prétendant que ce mal s'userait avec le temps.

Trois mois après encore il eut un autre accès. Ensuite les attaques se rapprochèrent et vinrent tous les deux mois, puis tous les mois. Tel était son état lorsque je le vis pour la première fois en 1842. Après avoir employé, sans avantage, la pommade stibiée, quelques potions antispasmodiques qui lui avaient été ordonnées et qu'il tenait à essayer, j'en vins au traitement plus haut, aux pilules belladonées. Nous passâmes deux époques sans accidents; je croyais le succès assuré, lorsqu'il apprit qu'un de ses amis, qui l'avait quitté une heure auparavant, venait d'être tué par une voiture. Le même jour, violent accès; le lendemain, un second un peu moins fort, pendant lequel il resta immobile, sans pouvoir proférer une parole, conservant connaissance, et voyant tout ce qui se passait autour de lui. Le pouls était raide, vif, pesanteur de tête, courbatures, saignée de 300 grammes; le lendemain, ventouses scarifiées au dos. Il reprit les pilules plus haut et des bains froids d'une minute, le soir, pendant huit jours. Il passa une époque sans accident. Quinze ou dix-huit jours après, il eut un accès de colère des plus violents, à la suite duquel survint une attaque. Il continua les pilules et les bains froids qui ne furent que peu interrompus pendant deux années. Il n'eut plus d'accès à dater de 1843, et aujourd'hui, en 1853, il se porte bien, à une gastralgie près, qu'il porte depuis au moins dix-huit ans. Comme il avait de temps en temps des courbatures, des pesanteurs de tête, des épistaxis, j'étais parfois obligé de lui faire appliquer des sangsues ou des ventouses scarifiées.

Le père et la mère sont morts à un âge fort avancé, l'un d'apoplexie, à 70 ans, l'autre d'une affection des reins, à 74 ans. Les frères et sœurs, au nombre de cinq, sont tous forts et n'ont jamais eu d'affections nerveuses.

OBS. III. Mlle...., domestique, d'une assez bonne constitution, âgée de 28 ans, ayant des attaques d'épilepsie depuis cinq ans, réclama mes soins en 1843. Cette maladie lui était survenue à la suite d'une vive frayeur tandis qu'elle avait ses règles, qui s'arrêtèrent brusquement, et au moment où je la vis, en 1843, elle avait des accès à la fin de chaque mois. Leur durée était d'une minute environ, et elle se mordait toujours la langue. Les menstrues, qui se montraient difficilement et peu abondantes dès le début de son affection, avaient fini par reparaître comme à l'ordinaire. Les pilules *ut suprà* et la botte Junod furent employées pendant six mois, avec un plein succès.

Je la vis pour la dernière fois en 1848 et jusque-là, elle n'avait pas eu de rechute. Elle prétend que son père et sa mère n'ont jamais eu d'affections nerveuses.

OBS. IV. M. H...., d'un tempérament lymphatico-nerveux, âgé de 17 ans, ayant fait beaucoup d'excès depuis plusieurs années, avait eu des couvulsions pendant les maladies de l'enfance, rougeole, scarlatine, etc. Ses deux sœurs eurent les mêmes accidents en bas âge, et sont encore atteintes de symptômes spasmodiques intermittents, sur lesquels je n'ai pu me procurer de renseignements complets. Le père avait des attaques de nerfs à la moindre contrariété, attaques qui ressemblaient beaucoup, disait-on, à l'épilepsie.

Jusqu'à l'âge de 20 ans, 1842, H.... eut, tous les quinze à vingt jours, sans perdre connaissance, de fortes crampes dans les jambes, des tremblements qui l'obligeaient de se coucher pendant plusieurs heures quand ils survenaient dans la journée. A partir de cette époque, il perdit connaissance pendant les accès qui lui venaient deux fois par mois.

Le 17 août 1848, en apprenant la mort d'une personne qui lui était chère, il en eut un d'une violence extrême, avec perte de connaissances, écume à la bouche, yeux fixes, turgescence violacée de la face, et trois à quatre minutes après, un côma profond avec ronflement très-bruyant.

Le 2 septembre, à quatre heures du matin, sans cause connue, nouvel accès aussi fort que le dernier. Deux heures plus tard, second accès tellement violent que les médecins appelés le crurent perdu. Il resta dans un profond côma depuis sept heures du matin jusqu'au lendemain à cinq heures du soir.

Je le vis pour la première fois le trois à neuf heures du matin. Les antiphlogistiques, les révulsifs, des inspirations d'ether le tirèrent de cette atteinte si grave. Le 5, il était tout à fait bien. Le 11 le 12, crampes, grand malaise, crainte d'une nouvelle attaque, pilules *ut suprà* du 12 au 23 septembre, en augmentant les doses pour en obtenir des effets sensibles; puis suspension le 24 et le 25, pour les reprendre et les suspendre encore; ainsi de suite.

Du 1er au 5 janvier 1849, pilules; repos du 6 au 12. Du 5 au 24 février, sa position paraissant assez satisfaisante, suspension du traitement. Quelques pilules du 25 au 1er mars, époque à laquelle je le crus assez bien pour l'abandonner à lui-même.

Pendant le cours du traitement, il respirait de temps en temps de l'éther ou du chloroforme, dont il paraissait se trouver bien.

En résumé, il a été 18 mois dans un état très-satisfaisant. Le 2 mars 1850, en se baissant pour jouer avec une chèvre, il reçut de cet animal, un violent coup de tête à l'arcade sourcilière droite. Le lendemain, il eut un petit accès à quatre heures du matin. Quelques jours après, survint une affection érysipélateuse de la tête, qui envahit successivement plusieurs parties du corps et que rien ne put arrêter. Il mourut le 10 novembre 1850, épuisé par les abcès et la suppuration.

Obs. v. Mlle.... forte, âgée de 23 ans, d'un tempérament lymphatico-sanguin, fut vivement saisie en 1842. Un mois seulement après, elle eut une violente attaque de nerfs qu'on prit pour un coup de sang. Un second accès vint six mois après; un troisième, trois mois plus tard, puis tous les deux mois; enfin, ils se rapprochèrent au point qu'en 1847, elle les avait régulièrement tous les huit jours. Elle n'était jamais avertie de leur approche. Les convulsions avaient une durée de douze à quinze minutes, et elles étaient suivies d'un assoupissement profond avec une respiration stertoreuse tellement bruyante qu'on l'entendait à de grandes distances. Cet état se prolongeait ordinairement près de deux heures. La face, d'un brun violacé, se couvrait presque à chaque accès de tâches ecchymotiques, ainsi que le cou et les épaules. La bouche était écumeuse, la tête renversée en arrière; les pouces étaient fléchis fortement dans les mains. En tombant elle jetait un cri. A la suite d'un accès, elle avait un air hébété qui ne se dissipait qu'après huit à dix heures. Elle se mordait toujours plus ou moins violemment la langue. Elle était d'un naturel très-gai, aimant beaucoup les plaisirs. Entre autres agens, elle prit, sans succès, de la valériane pendant plus de quinze mois, à des doses énormes.

Je la vis pour la première fois le 8 mai 1848. Elle avait eu un accès le 2. Les soins commencèrent le 9, par les pilules *ut suprà*. Le 14, légère attaqué de deux à trois minutes, suivie d'un assoupissement d'un quart-d'heure, presque pas d'hébétude, point de tâches ecchymotiques, ce qui prouvait déjà une grande diminution dans la violence du mal.

Le 21, étant couchée, léger accès dont elle ne se rappelait pas le matin, et qui n'avait laissé aucune trace. Jusqu'au mois d'août, il y eut peu d'interruption dans le traitement, mais alors, comme l'amélioration était incontestable, et qu'elle n'avait plus d'attaque, nous suspendîmes les moyens thérapeutiques de temps en temps, c'est-à-dire, les pilules, car nous n'avons pas eu besoin de recourir à d'autres.

Le 14 septembre, à la suite de très-vives contrariétés et de pertes avec violentes coliques utérines, elle eut, en se levant, un accès de trois minutes environ. A dater de cette époque, à mon grand regret, j'ai été obligé de suspendre mes soins. Cependant elle fut cinq mois sans avoir d'accès. Se croyant guérie, elle se maria au mois de février 1849. Le jour de son mariage, elle eut un accès; le lendemain, un second; un troisième le 19 avril, et un quatrième le 23 juin. Ses attaques étaient moins violentes, moins longues, mais elle perdait connaissance. Elle avait moins d'hébétude et les tâches ecchymotiques ne paraissaient plus.

Depuis, je n'ai pu me procurer de renseignements sur lesquels je pusse compter.

Tous ses parents sont d'une assez bonne constitution et ne comptent aucun épileptique parmi eux.

Obs. VI. M...., âgé de 27 ans, d'un tempérament biliososanguin, eut des attaques de nerfs à l'âge de trois ans. Jusque vers l'âge de 17 à 18 ans, elles venaient irrégulièrement tous les mois ou toutes les six semaines; insensiblement elles se rapprochèrent et vinrent deux ou trois fois par mois, avec une extrême violence; après les convulsions, la respiration devenait bruyante, stertoreuse. La durée des accès était d'abord de quelques minutes; plus tard d'un quart-d'heure, d'une demiheure; à 20 ans, d'une heure et plus. Presque à chaque attaque, les conjonctives et les joues étaient couvertes de tâches ecchymotiques; puis, venait un sommeil profond qui se prolongeait plusieurs heures.

Il se mordait la langue, quelquefois très-violemment. A son réveil, il était triste, abattu; il éprouvait des courbatures dans tous les membres; presque tous les jours, il avait un ou deux vertiges, sans perdre connaissance. En 1843, il tomba dans le feu pendant un accès, et se fit une horrible brûlure à l'épaule droite et au dos, dont la guérison s'est fait attendre 19 mois. Pendant et après, les attaques n'en furent ni moins nombreuses, ni moins violentes. La maladie marchait toujours lorsque je fus consulté à la fin de décembre 1843. Jusqu'au 10 janvier, il eut deux accès. Aux pilules, j'ai ajouté des bains froids, quelques jours avant les époques présumées des accès. De plus, comme il était souvent averti de leur approche par des vertiges, il portait sur lui la potion suivante, qu'il avalait lorsqu'il sentait la moindre menace.

Pr. Eau de tilleul . . . . 80 grammes.
Ammoniaque liquide . . . · . . 10 gouttes.
Sirop de guimauve. . . . . . . 16 grammes.

D'autres fois, il avait quelques grammes d'ammoniaque pour respirer au besoin ; on sait que Pinel en avait vanté les bons effets en pareil cas. Jusqu'au 27 mai, il n'eut que quelques légers vertiges. C'était donc près de 5 mois sans un seul accès. Le 28 à neuf heures du matin, il éprouva une vive contrariété qui fut suivie d'un accès ; le lendemain, d'un autre plus léger. Le 20 juin, fort vertige. Le 15 et le 28 juillet, petits accès. A dater de cette époque, il ne fut plus averti de l'approche des attaques. Le 12 août, léger accès. Septembre et octobre, petits vertiges, rares. Le 6 novembre, un accès à la suite d'une vive contrariété. Le 2 décembre, léger accès. Le 9 janvier 1845 accès dans l'après-diner. Le 8 et le 19 février, vertiges pendant lesquels il perdit connaissance près d'une minute. Le 5 et le 23 mars, légers accès dont la durée a été de cinq à six minutes. Le 16 et 28 avril, petits accès. Mai, juin, juillet, quatre légers accès de trois à quatre minutes, sans convulsions. Depuis la rechute du mois de mai 1844, il n'a plus fait avec exactitude mes prescriptions, et malgré ces soins incomplets son état était évidemment amélioré.

Il a été cinq mois, une autre fois plus de deux mois sans attaque, et le reste du temps elles étaient non seulement plus rares, mais infiniment moins violentes et moins prolongées. Les vertiges qu'il avait auparavant, presque tous les jours, ne venaient plus que tous les huit ou dix jours et à peine perceptibles. Les bains froids n'ont été employés que quelques mois et très-irrégulièrement ; la botte Junod, trois à quatre fois.

Les pilules, dont nous avons varié la composition avec l'extrait de valériane, ont toujours produit la plus heureuse influence, et nous pensons que c'est à elles seules qu'il faut attribuer l'amélioration obtenue. M...., étant devenu tout à fait indocile, je fus obligé de suspendre mes soins.

Les familles du côté du père et du côté de la mère n'ont aucun épileptique, et les autres enfants jouissent d'une parfaite santé.

Obs. vii. M. V..., d'un tempérament sanguin, d'une bonne constitution, eut à l'âge de 17 ans, étant au lit, sans cause connue, une attaque de nerfs, sans perdre connaissance; une seconde, six semaines après, avec perte complète du sentiment; puis il lui en vint irrégulièrement tous les six, huit, dix jours. Dans l'intervalle, il avait des contractures au pouce, à l'index de la main gauche, à l'avant-bras, le bras, l'épaule et la partie postérieure du cou. Les attaques étaient précédées de l'*aura* qui partait de l'extrémité du bras gauche ou de la lèvre supérieure. Il était toujours prévenu assez à temps pour pouvoir parcourir une distance de cinquante à soixante pas, et se mettre à l'abri de tout accident pendant l'accès, dont la durée n'excédait guère une minute. Il était âgé de 28 ans lorsque je le vis en 1847 et, malgré sa docilité à suivre mes conseils, je n'ai pu obtenir qu'une suspension des accès pendant trente-trois jours, les pilules, les bains froids, la botte Junod ayant été employés alternativement.

Depuis, j'ai appris de bonne source qu'il était radicalement guéri. Voici comment s'est opérée cette guérison. En 1849, une personne étrangère à la médecine l'engagea, chaque fois qu'il aurait l'*aura*, à se mettre à courir jusqu'à ce que toute disposition à une attaque fût parfaitement passée, et dans l'intervalle à beaucoup marcher au lieu de se servir d'une voiture que sa position de fortune lui permettait d'avoir. Ces conseils suivis à la lettre lui réussirent à merveille, car au bout de cinq à six mois, il n'avait plus d'*aura*, de contractures, de vertiges, d'accès, en sorte qu'à partir de là, il se contenta de continuer à faire beaucoup d'exercice.

OBS. VIII. Mlle....., d'un tempérament nervoso-sanguin, d'une haute intelligence, n'ayant jamais fait de maladies graves, eut des odontalgies atroces à l'âge de 23 ans, qui nécessitèrent l'avulsion d'une dent; aussitôt après, attaques de nerfs. Six mois plus tard, nouvelles attaques, qui revinrent tous les trois mois et enfin tous les mois, avant ou après les règles. Il y avait douze ans qu'elle était atteinte d'épilepsie lorsque je la vis pour la première fois. Elle avait souvent des vertiges, qui étaient pour elle un supplice; il lui semblait, disait-elle, qu'elle allait s'évanouir. Aussi s'en plaignait-elle à ce point qu'elle répétait sans cesse que la vie lui était insupportable.

Pendant quelque temps, je lui donnai des soins qui furent mal suivis. Depuis, j'ai appris qu'elle était radicalement guérie, et que cette guérison avait été obtenue avec quelques onces de pommade stibiée en frictions. Il n'y a point eu de rechute et en 1853 elle continue à jouir d'une excellente santé.

Son père est mort d'apoplexie à 62 ans, sa mère d'hydropisie à 74 ans. Ses frères et sœurs, au nombre de six ne sont atteints d'aucune affection nerveuse.

OBS. IX. Mlle T.,..., âgée de 20 ans, très-forte, fille unique dont le père et la mère vivent encore, eut des attaques de nerfs dans son enfance, et jusqu'à l'âge de 15 ans, elle ne perdit pas connaissance. En 1847, ses accès vinrent tous les mois, puis ils se rapprochèrent; elle les avait parfois sept à huit jours, sans désemparer; à peine y avait-il des interruptions de quatre à six jours. Assez souvent à la suite d'une attaque, elle avait la figure et le cou couverts de tâches ecchymotiques. Son intelligence était peu développée. Pendant près de quatre mois, j'ai épuisé toutes les ressources thérapeutiques, excepté la botte Junod, sans produire la moindre amélioration. Mariée en 1851, elle est morte pendant un accès, environ trois mois après.

Obs. x. M. C. .., âgé de 26 ans, bien constitué, d'un tempérament sanguin, n'ayant jamais fait de maladies sérieuses eut sans cause connue une attaque de nerfs, au mois de mars 1845 ; une seconde et une troisième le 13 mai ; une quatrième le 10 juin, et une cinquième dans le mois d'août. Deux années s'écoulèrent ensuite sans qu'il éprouvât la moindre indisposition, et sans qu'il eût rien fait pour prévenir ces accidents.

Au mois d'octobre 1848 survint un accès et un autre le 27. C'est alors que je le vis pour la première fois. Les pilules, la botte Junod, les bains froids, un séton au cou, le tout employé alternativement pendant près de cinq mois, n'empêchèrent pas la maladie de continuer comme par le passé.

Obs. xi. O...., âgé de dix-huit ans, serrurier, très-fort, bien constitué, d'un tempérament sanguin, fut pris à l'âge de dix-sept ans, sans cause connue, d'une attaque de nerfs, dans le mois de décembre 1850. Il perdit connaissance pendant quatre à cinq minutes, puis survint un profond assoupissement.

Son père est mort de la phthysie pulmonaire ; sa mère vit encore, se porte bien ainsi que ses frères et sœurs.

Le deuxième accès vint dans le courant de janvier 1851 ; le troisième au mois de mars ; le quatrième en juin ; le cinquième en octobre ; le sixième en novembre ; le septième et le huitième en décembre, époque à laquelle il fut saigné deux fois. C'est ordinairement pendant la nuit, que lui vient l'accès ; il jette un cri, il tremble, dit-il, devient raide, se mord la langue, retourne les yeux, et quatre à cinq minutes après, il s'endort ; le lendemain, il ne se souvient de rien, la plupart du temps.

Le 20 mai, accès à une heure du matin, pendant lequel il s'est mordu profondément la langue vers son extrémité, et latéralement à droite.

Le 4 juin, accès à dix heures du matin en travaillant. Il tomba sur l'œil droit, ce qui y détermina une violente inflammation. Il se mordit profondément la langue comme d'habitude. Consulté le 14 juin 1852, je prescrivis les pilules *ut suprà*; le 17 juillet, accès dans la nuit; le 17 août, fort vertige sans tomber; le 5 septembre, petit accès dans la nuit; le 17, un autre à six heures, à son atelier. Le traitement avait été suspendu plusieurs fois, depuis le 6 septembre par sa négligence. Octobre, 4, accès complet à quatre heures du matin.

Ne pouvant employer les bains froids ni la botte Junod, je résolus d'essayer l'oxide de zinc d'après les vues de M. Herpin. Il commença le 9 octobre. Petit accès le 16, à cinq heures du soir. Suspension du traitement du 16 au 25 par sa négligence.

Le 28, à midi, accès violent à neuf heures du soir. Espérant que la saignée lui réussirait comme au mois de décembre 1851, il se fit saigner deux fois le 1er novembre, sans me consulter, et il suspendit l'oxide de zinc à partir du 28 octobre. Le 14 novembre, accès violent à neuf heures du matin, et un autre à quatre heures du matin. La langue est divisée de part en part par la pression dentaire à un centimètre de son extrémité, et traversalement dans une étendue de deux centimètres. La cicatrisation se fit, mais avec une boutonnière. Son extrémité est presque insensible, pendante, et lui rend la parole un peu difficile.

Le 15 décembre 1852, il changea d'état; il prit celui de menuisier. Nous recommençâmes alors l'administration de l'oxide de zinc. 19, violente colère; accès le 21, à onze heures du soir. 31, querelle avec un de ses frères, accès le 2 janvier 1853. Il se divisa complètement une extrémité de la boutonnière de la langue. Le lambeau étant pendant le gênait beaucoup pour manger et pour parler, aussi j'achevai de l'abattre d'un coup de ciseaux. Continuation de l'oxide de zinc.

Le 11 janvier, accès assez violent dans la nuit.

Le 18 février, à quatre heures du matin, petit accès, dont il ne se rappelait pas le matin.

Quelques jours auparavant, il avait eu l'extrémité du pouce droit enlevée par une scie mécanique, et à cause de cet accident, il s'était mis dans un grand accès de colère.

Sous tous les rapports, il se trouve dans des conditions peu favorables pour espérer la continuation de la tranquillité d'âme si nécessaire à la réussite de tous les traitements anti-épileptiques. Cependant j'ai continué encore quelque temps mes soins, jusqu'au 13 juin, mais j'ai été obligé de l'abandonner à cause de son indocilité et de son mauvais entourage qui lui suscitait sans cesse des tracasseries.

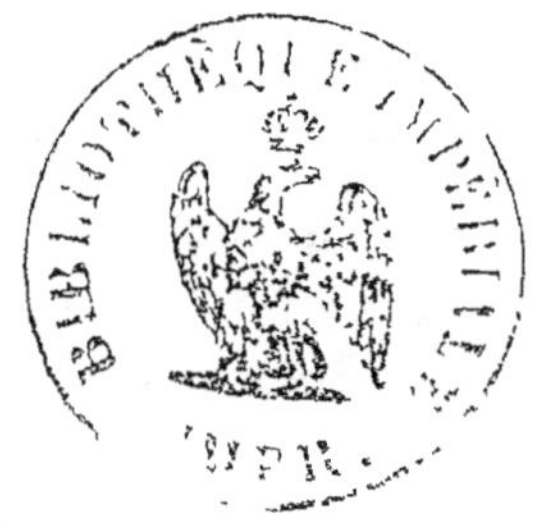